Dr Adolphe Bonnard

Aux Cultivateurs
Aux Ouvriers

PREMIERS SOINS A DONNER
DANS LES
Accidents courants

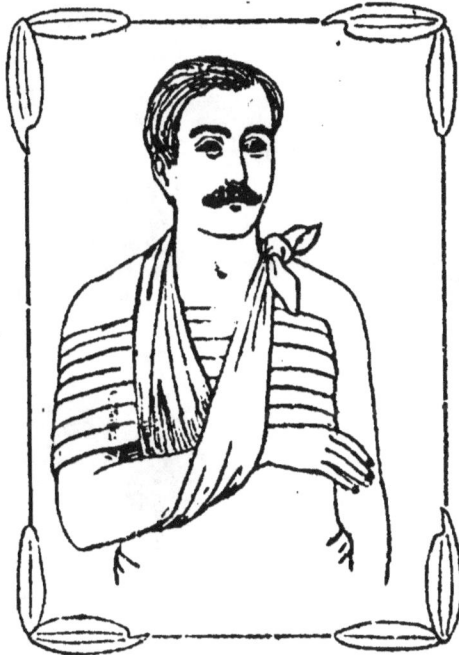

Œuvre de Propagande Scientifique
et Pratique

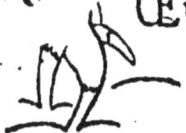

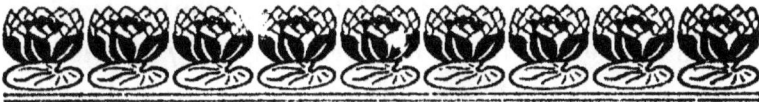

PREMIERS SOINS A DONNER

DANS LES

ACCIDENTS COURANTS

PAR LE

Dr Adolphe BONNARD

ancien médecin inspecteur des Enfants assistés
et du service des Enfants du premier âge,
ex-interne des Hôpitaux de Grenoble.

------ >< ------

PLAIES. HÉMORRAGIES

L'accident est un événement imprévu et soudain; celui qui en est le témoin doit, s'il veut être réellement utile, garder tout son sang-froid et en imposer à son entourage par son calme, pour éviter l'affolement. Il doit, aussitôt et sans hésitation, savoir ce qu'il faut faire, car quelques instants perdus en fausses manœuvres peuvent être fatals.

L'accident le plus fréquent est la *blessure*. Elle peut être causée par une chute, par un coup de poing, un coup de feu, un coup de fourche, un coup de faux. La blessure peut donc être sans plaie ou avec plaie. *Sans plaie*, c'est la simple *contusion* qui, superficielle, n'intéresse que la peau, qui, profonde, atteint un organe intérieur ou un os. Dans la *blessure avec plaie*, la peau et la chair sont coupées ou déchirées ; comme la plaie s'accompagne toujours *d'une perte de sang ou hémorragie*, nous sommes appelés à les étudier tout de suite.

On distingue deux sortes d'hémorragie........
{
A) *Veineuse :* une ou plusieurs veines ont été coupées.

B) *Artérielle :* une ou plusieurs artères ont été coupées.
}

A) **Hémorragie ou saignement des veines**. — Le sang est rouge foncé ; il s'écoule de la plaie en bavant, en nappe.

B) **Hémorragie des artères**. — Le sang est rouge vermeil ; il s'écoule par jets saccadés, réguliers comme les battements du pouls, l'écoulement est abondant et s'arrête rarement seul. Il faut intervenir immédiatement, car on doit être économe du sang.

Comment arrêter une hémorragie ? — Lorsque le sang s'écoule en nappe, en bavant, il suffit le plus souvent de laver la plaie avec de l'eau bouillie et refroidie (voir pansement des plaies). Si cela ne suffit pas, comprimer légèrement la plaie avec des compresses propres et bouillies fixées par une bande un peu serrée. Si la plaie saigne toujours, on devra exercer, avec les doigts, une pression sur les vaisseaux qui se rendent à la plaie. Cette pression se fera pour les *hémorragies veineuses entre la plaie et l'extrémité du membre*, car le *sang veineux* vient de l'extrémité du corps vers le cœur. Pour les hémorragies artérielles, *la pression s'exerce entre la plaie et le cœur*, puisque le *sang artériel* est chassé par le cœur jusqu'aux extrémités du corps.

Dans ce dernier cas, il est des notions d'anatomie

qu'il est indispensable de connaître : *la direction et la place exacte des gros vaisseaux.*

Pour le membre supérieur, l'artère principale se trouve à l'intérieur du bras, le long du muscle biceps qui fait saillie lorsqu'on contracte l'avant-bras sur le coude et qui forme cette boule que tout le monde connaît.

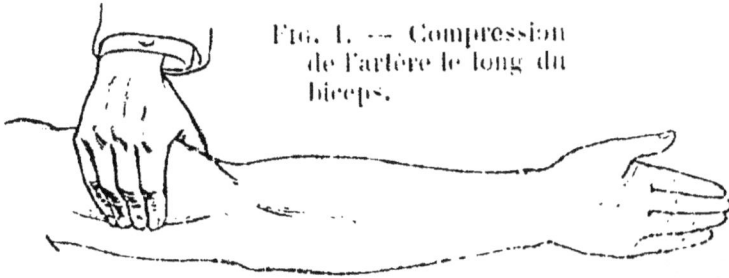

Fig. 1. — Compression de l'artère le long du biceps.

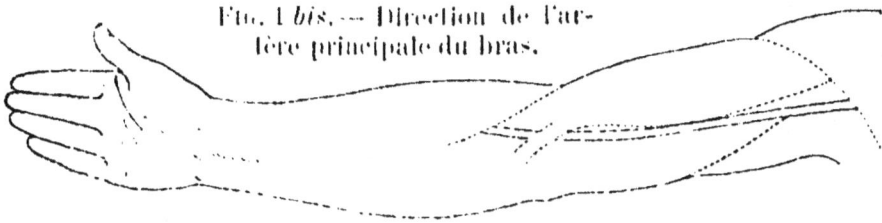

Fig. 1 *bis*. — Direction de l'artère principale du bras.

Pour le membre inférieur, l'artère maîtresse est située un peu au-dessous de l'aine, à la racine de la cuisse et au milieu (voir fig. 2).

Méthode simple pour arrêter toutes les grandes hémorragies.
Le garrot.

Pour suppléer les doigts qui se fatiguent vite, on fait usage de bandes ou de liens compresseurs, tels que le garrot de Maurel, qui, par sa simplicité, a rendu, sur les champs de bataille, d'inappréciables services. Il se compose d'un lien quelconque (serviette, mouchoir,

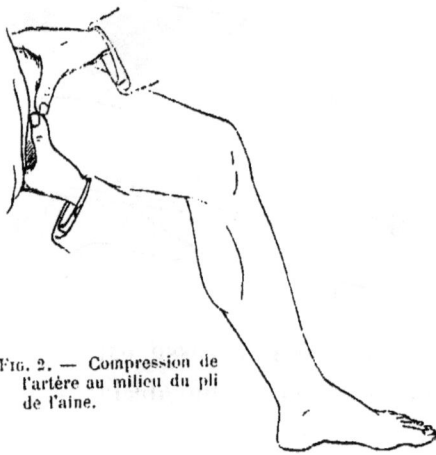

FIG. 2. — Compression de
l'artère au milieu du pli
de l'aine.

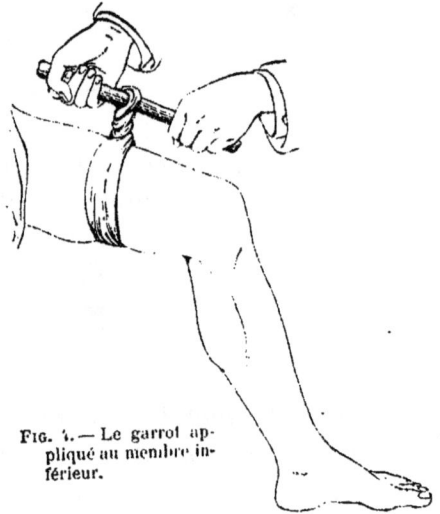

FIG. 4. — Le garrot ap-
pliqué au membre in-
férieur.

cravate) et d'une compresse : on place la compresse sur le trajet de l'artère, on applique, par-dessus, le lien qu'on serre à l'aide d'un morceau de bois quelconque, d'un fourreau de baïonnette, etc. Les figures ci-contre dispensent de plus amples explications.

Ce n'est là qu'un traitement de fortune, en attendant l'arrivée du chirurgien, qui procédera à la *ligature* du vaisseau sectionné. On ne peut, du reste, laisser long-temps le garrot en place, car le membre se *gangrè-nerait* rapidement, par arrêt complet de la circulation.

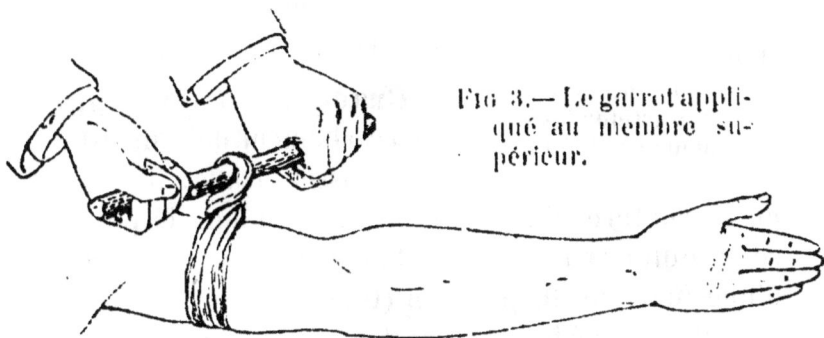

Fig 3. — Le garrot appli-qué au membre su-périeur.

Ce qu'il faut éviter. — Ne jamais mettre sur la plaie saignante des linges sales, des toiles d'araignées ou des solutions de perchlorure de fer, qui sont très caustiques.

Saignement par le nez. — Les hémorragies par le nez deviennent quelquefois assez abondantes pour qu'on soit obligé d'intervenir. Recommander au malade de ne pas parler, de ne pas se moucher, de respirer par la bouche. Appliquer des compresses, trempées dans l'eau froide, sur le nez, le front et la nuque. Faire lever les bras en l'air.

Si ces moyens échouent : introduire dans les nari-nes (ou la narine qui saigne) un tampon de coton bori-qué ; comprimer le nez avec les doigts ou mieux encore à l'aide d'une simple pince à lessive qu'on laisse à demeure ; à défaut de pince à lessive, se servir d'une petite branche d'arbre préalablement fendue ; bains de pieds chauds. Enfin, si on n'arrive pas par ces moyens à être maître de l'hémorragie, faire des injections d'eau aussi chaude que possible dans le nez à l'aide d'une petite seringue, puis faire appeler le médecin qui fera le « tamponnement » des fosses nasales.

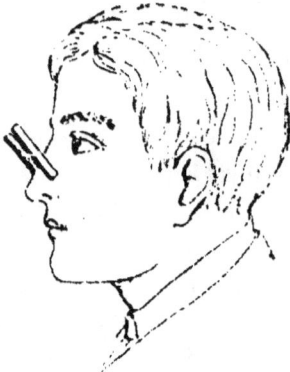

Fig. 5. — Application d'une pince à lessive pour arrêter les saignements de nez.

Crachement de sang. — Le crachement de sang est toujours assez grave ; il provient de la rupture d'un vaisseau sanguin dans le poumon, se produit aussi à la suite d'un coup sur la poitrine ou d'une maladie du poumon (tuberculose). Appeler tout de suite le médecin. En attendant son arrivée, faire asseoir le malade sur le bord de son lit, les jambes pendantes. Repos et silence *absolus. Compresses froides* sur les épaules et le haut de la poitrine, boissons froides, bains de pieds sinapisés, ventouses sèches (10 à 12) sur la poitrine (voir application de ventouses page 35), sinapismes sur les membres inférieurs. Faire fondre dans la bouche des morceaux de glace. *Ouvrir les fenêtres de la chambre du malade. La chaleur augmente l'hémorragie.*

Comment faire le pansement d'une plaie ?

Une plaie, si petite soit-elle, étant une porte d'entrée par où peuvent pénétrer les *microbes* les plus dangereux, on doit la fermer le plus tôt possible à l'air, aux souillures extérieures, *par un pansement.*

Par conséquent, le pansement doit, avant tout, *être propre.*

Précautions indispensables. — Avant de toucher une plaie, il faut se laver soigneusement les mains, dans tous leurs replis, avec de l'eau chaude et du savon ; se couper les ongles au ras des doigts et les nettoyer à l'aide d'une petite brosse.

Laisser sécher les mains une fois lavées — ne pas les essuyer, pour éviter un contact avec un linge plus ou moins propre.

Cette opération consciencieusement faite, on pourra toucher à la plaie et aux objets de pansement.

Objets de pansement. — Coton boriqué : gaze boriquée ou salolée ; bandes en toile ou tarlatane ; une poudre *antiseptique,* iodoforme ou salol, qui tue les microbes, pour en saupoudrer les plaies ; enfin une des solutions antiseptiques suivantes :

Sublimé 1 gr., eau 1 litre.
Acide phénique 30 gr., eau 1 litre.
Acide borique 40 gr., eau 1 litre.

À défaut de ces substances, on peut se servir tout simplement d'eau soigneusement bouillie.

Préparation de l'eau bouillie. — L'ébullition débarrasse l'eau de la plus grande partie des microbes[1] qu'elle contient. Voici la façon de procéder : prendre

---

[1] Les microbes sont des êtres vivants extrêmement petits qu'on ne peut voir qu'à l'aide d'instruments très grossissants. Ils se multiplient avec une très grande rapidité. On en trouve partout : dans l'air, dans l'eau, sur la terre, dans notre corps, dans notre sang. Ils sont la cause des maladies dites contagieuses : charbon, croup, fièvre typhoïde, choléra, morve, etc.

une casserole bien propre, la remplir aux 3/4 d'eau, la laisser sur le feu, jusqu'à ce qu'elle ait *bouilli à gros bouillons pendant 1/4 d'heure.* Pour la refroidir, se garder d'y ajouter de l'eau froide, ce qui la *contaminerait*[1], mais la porter au dehors munie d'un couvercle, pour *empêcher la poussière d'y tomber.*

Si on manque de coton boriqué ou de gaze, on peut les remplacer par des compresses de linge usagé, *mais très propre, qu'on fait néanmoins bouillir dans l'eau* pour tuer les microbes.

Ceci fait, tout est prêt pour procéder au pansement. On commence par *nettoyer soigneusement* la plaie, soit à l'aide de compresses, soit à l'aide de tampons de coton boriqué, qu'on aura soin de jeter chaque fois qu'ils auront servi. *Ce nettoyage a une très grande importance :* enlever tous les caillots de sang coagulé, tous les corps étrangers, tels que petits graviers, terre, débris de vêtements, éclats de verre, etc... *Une plaie bien nettoyée ne doit jamais suppurer.*

La propreté assurée, on saupoudre la plaie d'iodoforme ou mieux de salol. Puis on coupe en petites bandes, à l'aide de ciseaux passés à la flamme, la gaze préparée, on la met sur la plaie, on étale par-dessus une lame de coton dépassant l'étendue de la blessure.

Enfin, on fixe le tout à l'aide d'une bande de toile, ou d'une chevillière, peu serrée : il est de règle d'enrouler la bande en commençant toujours par le bas du membre pour remonter vers la racine.

Pansement recommandé. — Dans toutes les plaies difficiles à nettoyer, piqûres profondes, mâchures, blessures par un coup de scie, plaies de la main, il y a grand avantage à verser sur la plaie même quelques gouttes

---

[1] On dit qu'une eau, qu'un aliment, etc.. sont contaminés, lorsqu'ils sont souillés par des microbes.

(5 à 6) de teinture d'iode. Cette application n'est pas douloureuse ; n'employer que de la teinture d'iode fraîchement préparée (depuis une quinzaine de jours). L'application des solutions anciennes est seule douloureuse.

SYNCOPE OU ÉVANOUISSEMENT

Elle est caractérisée par la perte de connaissance, la pâleur du visage, l'insensibilité générale, la diminution ou la cessation des battements du cœur. Elle se produit sous l'influence d'une émotion vive, d'une perte de sang, d'un trouble de la digestion.

Ce qu'il faut faire. — Coucher immédiatement le malade sur un lit ou par terre, la tête aussi basse que possible, *plus basse que le reste du corps*. Débarrasser la personne qui se trouve mal de tout ce qui peut entraver la respiration : corset, col de chemise, ceinture. Ouvrir largement les fenêtres.

Réveiller la sensibilité par les moyens suivants : souffleter le malade avec un linge trempé dans l'eau froide, en ayant soin de couvrir les yeux avec la main, pour éviter de les blesser — faire respirer du vinaigre ou de l'ammoniaque — frictions sur la poitrine, sur les bras, avec de l'eau-de-vie ou de l'eau de Cologne.

Enfin, si la syncope persiste, employer la *respiration artificielle* et les tractions rythmées de la langue (manœuvres étudiées à part, pages 19 et 20).

Ce qu'il faut éviter. — Ne jamais relever la tête des malades en syncope : nombreux sont les gens dont on a causé la mort en les redressant. La syncope est caractérisée par de l'*anémie* cérébrale : en couchant le malade, le sang revient au cerveau.

Regardez la figure ci-jointe (fig. 6) qui représente une

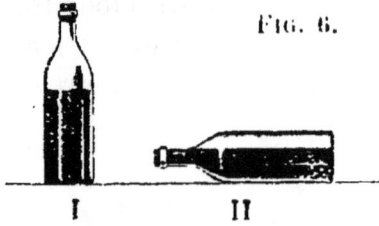

Fig. 6.

bouteille à demi pleine de vin. Supposons que le vin soit le sang et que le bouchon soit le cerveau : quand la bouteille est droite (I), le bouchon, c'est-à-dire le cerveau,

est à sec ; et quand la bouteille est couchée (II), le vin mouille le bouchon, autrement dit le sang va au cerveau.

INSOLATION OU COUP DE CHALEUR

C'est un accident rappelant la syncope, déterminé par l'action des rayons solaires trop ardents frappant sur la tête ou la nuque insuffisamment protégées : le malade tombe comme une masse et reste sans mouvement. L'insolation est fréquente au moment des moissons, des vendanges ; elle est favorisée par les excès de boisson qu'on fait à ces moments-là.

Traitement. — Il faut porter le malade à l'ombre, le coucher, le dévêtir de tout ce qui peut le gêner, asperger le visage d'eau froide et faire sur tout le corps des frictions énergiques avec de l'eau-de-vie. En cas d'insuccès, pratiquer la respiration artificielle (pages 19 et 20).

Dans les pays chauds, où cet accident est fréquent, on masse longuement la tête et on entoure le crâne de compresses d'eau tiède ou chaude, constamment arrosées.

MORSURES D'ANIMAUX

Toutes les morsures d'animaux sont à surveiller, particulièrement celle du chien, à cause de la *rage*, celle du cheval, à cause de la *morve*. Elles sont traitées comme les plaies ordinaires; en outre, il est recommandé de les laver longuement et de faire des badigeonnages de teinture d'iode (voir la note page 8, *pansement recommandé*). Si l'on a quelque doute sur l'état de santé de l'animal (rage, morve, etc...), cautériser avec un fer rouge (pique-feu chauffé à blanc).

———

Précautions spéciales
pour les morsures de chien

Défendre d'abattre le chien : le tenir en observation, à l'attache, au moins une dizaine de jours. S'il ne meurt pas avant cette date, il n'y a aucun danger de rage. Dans tous les cas et quelle que soit la sécurité qu'on puisse avoir, il faut, aussitôt après la morsure, faire visiter le chien par un vétérinaire qui délivrera un certificat.

Morsures de serpents. — Il faut savoir distinguer une vipère d'une couleuvre dont la morsure, exceptionnelle, ne présente que peu de gravité. Chez la vipère, la tête est presque carrée, avec des écailles petites et à peu près égales, la bouche contient deux crochets à venin, et la queue se termine brusquement. A la moindre alerte, la vipère s'enroule prête à s'élancer en se détendant comme un ressort.

Chez la couleuvre, tête allongée, avec de grandes écailles, pas de crochets, mais rien que des dents, une queue allongée. La morsure de la vipère porte la trace de deux crochets seulement, celle de la couleuvre l'empreinte d'une série de dents (fig. 7).

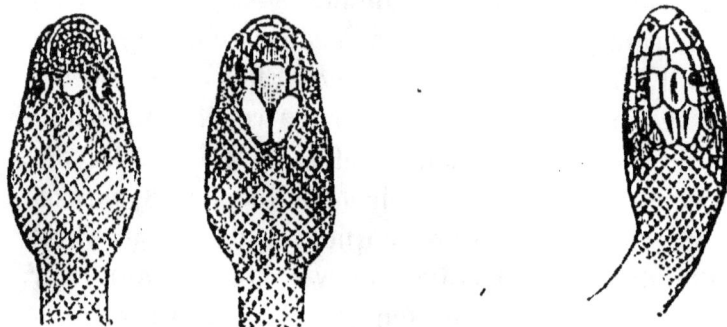

Morsure de vipère
2 crochets

FIG. 7.

Morsure de couleuvre
dents

Symptômes. — Aussitôt après la morsure, la peau devient rouge, le membre s'engourdit, enfle rapidement et se couvre de taches violacées. L'individu est angoissé, vomit, la respiration s'embarrasse, la peau se couvre de sueurs froides; enfin, dans les cas graves, la mort survient en quelques heures, par paralysie.

Traitement. — Aussitôt après la morsure, serrer **au-dessus de la plaie** le membre atteint, avec un lien quelconque : ficelle, lacet de soulier, mouchoir de poche, de façon à ce que le venin ne se répande que lentement dans le reste du corps. Sucer fortement la plaie, à condition de ne pas avoir *d'écorchure dans la bouche*; cracher par précaution. Laisser saigner le plus possible. Cautériser chaque morsure avec de l'alcali ou ammoniaque, ou même avec un fer rouge (pique-feu chauffé à blanc). Coucher le blessé et lui faire prendre des infusions chaudes (thé, café) pour le faire transpirer.

Envoyer chercher le médecin qui fera sous la peau,

avec une seringue, une injection de *sérum anti veni-meux*[1]. Ce sérum est sans danger.

Piqûres d'abeilles, de frelons, de guêpes. — Elles peuvent devenir dangereuses, si elles sont nombreuses. Retirer le *dard* qui souvent reste dans la plaie; appliquer de l'*alcali*, ou, ce qui est préférable, des compresses trempées dans du vinaigre. Dans la bouche, ces piqûres peuvent présenter un certain danger, à cause de l'enflure qu'elles provoquent : faire des gargarismes répétés, avec de l'eau boriquée ou de l'eau vinaigrée.

Piqûres de scorpions. — Doivent être soignées de la même façon que les précédentes.

Piqûres des grosses mouches bleues. — Se méfier de la piqûre des grosses mouches bleues qui se tiennent ordinairement sur les cadavres d'animaux et qui peuvent transporter le *charbon* ou pustule maligne. Faire saigner la plaie et la badigeonner de suite avec de la *teinture d'iode*, renouveler l'application de teinture d'iode plusieurs fois dans la journée.

Charbon ou pustule maligne. — Cette maladie peut se transmettre à l'homme par le simple contact avec un animal atteint de cette maladie, ou encore par la piqûre d'une mouche charbonneuse, comme il a été dit plus haut. La maladie débute par un petit bouton rouge d'abord insignifiant, mais qui grossit rapidement, se gonfle et crève; on aperçoit alors une plaie noirâ-

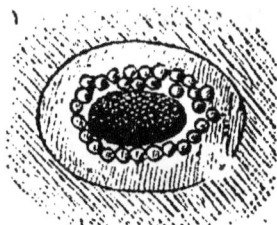

FIG. 8 — Pustule maligne ou charbon.

[1] L'Institut Pasteur de Paris, 22, rue Dutot, délivre également un sérum antivenimeux desséché dont la conservation est indéfinie.

tre. Cette plaie d'aspect charbonneux s'agrandit et
s'entoure d'une couronne de petites vésicules qui crè-
vent à leur tour (fig. 8).

L'évolution de cette maladie étant très rapide, il
faut appeler tout de suite le médecin qui pourra faire
une *cautérisation au fer rouge*, s'il le juge nécessaire.

BRULURES.

Si la peau est seulement rouge et cuisante, *c'est le
premier degré*. Si l'épiderme est soulevé comme par
l'application d'un vésicatoire, *c'est le deuxième degré*.
Si enfin la peau et les chairs sont détruites, *c'est le
troisième degré*.

Ces trois degrés se confondent souvent : dans le troisième degré, par exemple, il y a toujours des parties
d'un membre plus ou moins brûlées.

Traitement. — Si les vêtements brûlent, il faut,
sans perdre la tête, envelopper la personne avec un
manteau, une couverture, un drap mouillé pour étouffer
les flammes.

Dans le premier degré, un bain local d'eau froide et
l'application d'un peu d'huile d'olive suffiront.

Dans le deuxième degré, faire immédiatement des
applications de compresses imbibées d'eau froide qu'on
renouvellera souvent. On se gardera bien d'arracher
l'épiderme soulevé ; on se contentera de piquer les
« gonfles » avec une aiguille *flambée*, pour en faire sor-
tir le liquide ; on fera un lavage à l'eau boriquée faible.
Si la brûlure est un peu étendue et, par endroit, un peu
profonde, on appliquera *un linge fin fenêtré*, c'est-à-
dire percé de trous. Pour faire aisément un linge
fenêtré, on plie ce linge en un certain nombre de

doubles et, d'espace en espace, on coupe le double avec des ciseaux, à la façon des papiers découpés que font les enfants. On enduira ce linge fenêtré d'un *liniment oléo-calcaire*[1], qu'on enverra chercher chez le pharmacien ; on l'appliquera sur la surface brûlée et on recouvrira le tout d'un pansement ordinaire (coton hydrophile et bandes).

Dans le troisième degré, même traitement que dans le précédent. Détacher avec précaution les vêtements qui peuvent adhérer à la peau. Si la brûlure est très étendue, donner au brûlé un grand bain tiède.

Ce qu'il faut éviter. — Il ne faut jamais déchirer les gonfles. Il ne faut pas laver les plaies avec des solutions d'acide phénique ou de sublimé, qui s'absorberaient rapidement par la peau dénudée et empoisonneraient le malade.

Brûlures de l'œil : par les acides, par le vitriol ou acide sulfurique. — Lavage à grande eau ; employer de préférence, pour *neutraliser* l'acide, de l'eau *alcaline* (10 grammes de bicarbonate de soude pour 1 litre d'eau).

Brûlures par la chaux. — Ces brûlures ont une gravité particulière, en raison de la fréquence des perforations du blanc de l'œil ou *cornée*. Faire, le plus tôt possible, de grands lavages avec de l'eau sucrée : le sucre et la chaux forment *un composé* qui est soluble dans l'eau.

Gelure. — Le froid détermine des lésions comparables à celles de la chaleur. *Il faut bien se garder d'appliquer de l'eau chaude sur un membre gelé.* On

[1] Formule du liniment oléo-calcaire : huile d'amandes douces 10 grammes, eau de chaux 90 grammes.

doit tout d'abord le frictionner avec de l'eau très froide ou mieux avec de la neige, et ce n'est qu'au bout d'un certain temps (une ou deux heures) qu'on utilisera l'eau tiède (jamais chaude) pour ramener la circulation. Enveloppement de coton et de couvertures.

***

EMPOISONNEMENT

Parmi les notions de médecine d'urgence que tout le monde doit posséder, il en est peu d'aussi importantes que celles qui concernent les empoisonnements. Il faut agir vite, même en attendant le médecin, souvent long à venir, surtout à la campagne.

***

Ce qu'il faut faire dans tous les cas d'empoisonnements.

Règle générale :

1° Évacuer le poison non encore absorbé ;

2° Neutraliser le poison absorbé en donnant un contrepoison ;

3° Soins généraux.

Si le poison vient d'être avalé, provoquer aussitôt des vomissements en enfonçant un doigt dans la bouche jusqu'au fond du gosier et en chatouillant la *luette* (fig. 9). Donner un grand verre d'eau tiède pour faciliter les vomissements. En cas d'insuccès,

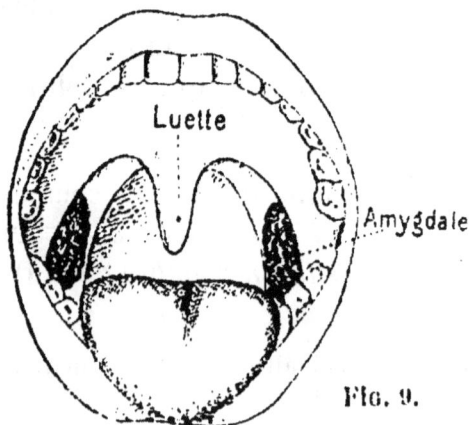

Fig. 9.

donner *un gramme d'ipéca* dans un demi-verre d'eau qu'on prendra en trois ou quatre fois, à cinq minutes d'intervalle. *Si le poison a été avalé depuis un certain temps*, il faudra donner un purgatif, tel que 40 grammes de sulfate de soude ou de magnésie qu'on fait dissoudre dans 1/4 de litre d'eau.

On donnera également, dans la plupart des empoisonnements, de *l'eau albumineuse* qu'on prépare en battant quatre blancs d'œufs dans un litre d'eau.

On peut aussi employer la formule suivante avec laquelle on a l'avantage de faire vomir et de provoquer des selles :

Tartre stibié 20 centigrammes, sulfate de soude ou de magnésie 50 grammes dans un litre d'eau ; à prendre par verres de quart d'heure en quart d'heure.

Traitement particulier de quelques empoisonnements.

Poison acide : acide sulfurique ou vitriol, acide nitrique (eau-forte), acide chlorhydrique ou fumant. Il faut faire ingurgiter de grandes quantités *d'eau alcaline :* magnésie ou bicarbonate de soude à raison de 10 grammes pour 1 litre. Si l'on n'a pas autre chose sous la main, donner de l'huile d'olive ou de *l'eau savonneuse :* faire dissoudre 15 grammes de savon blanc de Marseille dans 2 litres d'eau.

Poison alcalin : potasse, soude, ammoniaque, *eau de Javel*. Donner des boissons acides, gorger le malade d'eau vinaigrée (100 grammes de vinaigre pour 1 litre d'eau) ou d'eau avec du jus de citron.

Employer ensuite de l'eau savonneuse, *du lait*.

Empoisonnement par la Belladone, l'Aconit, la Ciguë, la Digitale. — Il faut donner des stimulants :

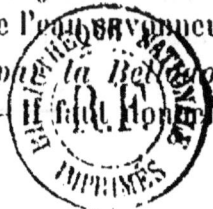

(*)

alcool, café en infusion ou en lavements — après avoir fait vomir autant que possible.

Empoisonnement par la morphine, le laudanum, la cocaïne (narcotiques). On donnera de l'eau-de-vie, du café, une solution étendue de tanin. Auparavant donner un vomitif ou un purgatif. Tenir le malade éveillé.

Empoisonnement par les sels mercuriels : sublimé, calomel. Employer de *l'eau albumineuse* en grande quantité. Le lait est tout à fait indiqué.

Empoisonnement par l'arsenic : lait, *magnésie, eau de chaux.* L'antidote spécial est *l'hydrate de fer gélatineux,* qu'on pourra se procurer chez le pharmacien.

Empoisonnement par les champignons. — Le contrepoison est la teinture de belladone à la dose de 20 gouttes dans un quart de verre d'eau pour un adulte et 10 gouttes seulement pour un enfant de dix ans. A défaut : vomitif, purgatif (voir plus haut à traitement général), stimulant (thé, café), cataplasmes répétés sur le ventre pour calmer les douleurs.

Empoisonnement par le phosphore (phosphore des allumettes). On fera prendre des capsules d'essence de térébenthine (6 à 10 par jour). Eau albumineuse. *Ne jamais donner de l'huile, qui dissout le phosphore.*

Empoisonnement par l'alcool. — *Ivresse.* — Faire vomir. Faire prendre 10 gouttes d'ammoniaque dans un demi-verre d'eau.

Après la période d'excitation survient la période d'affaissement, de paralysie, qu'il faut combattre par l'emploi d'infusions de café, de thé, par des frictions sèches sur la poitrine et les membres.

SECOURS AUX NOYÉS

L'asphyxie complète se produit, en général, après huit à dix minutes de séjour sous l'eau ; néanmoins, on doit tout tenter pour faire revenir le noyé, même après une heure de submersion. Débarrasser rapidement le noyé de ses vêtements, le coucher sur le dos et un peu sur le côté droit. Lui passer les doigts dans la bouche pour le débarrasser des mucosités, sable, débris d'herbes qui pourraient gêner la respiration. Comprimer le thorax et l'abdomen de façon à rendre plus facile l'écoulement de l'eau qui peut se trouver dans les *bronches* ou l'estomac. Frictions générales du corps, en commençant par les extrémités.

Si le noyé ne revient pas facilement à lui, employer le **procédé de Laborde ou tractions rythmées de la langue.** Voici en quoi il consiste. Nous ne saurions mieux faire que de transcrire textuellement les instructions données par le docteur Laborde, l'inventeur de la méthode.

« Saisir solidement le tiers antérieur de la langue
« entre le pouce et l'index avec un linge quelconque
« ou un mouchoir qu'on a dans sa poche, ou même
« avec les doigts nus, et exercer sur elle, de quinze à
« vingt fois par minute, de fortes tractions réitérées,
« successives, *rythmées*, suivies de relâchement en
« imitant les mouvements *rythmiques* de la respira-
« tion elle-même.

« Pendant les tractions, il importe de sentir qu'elles
« portent bien sur la racine de la langue, qui s'y prête
« par son élasticité et sa *passivité*, surtout dans le cas
« de mort apparente.

« Lorsqu'on commence à sentir une certaine résis-
« tance, c'est que la fonction respiratoire se rétablit et

« que la vie revient : il se fait alors, habituellement,
« un ou plusieurs mouvements de *déglutition* bientôt
« suivis d'une *inspiration* bruyante...

« Si, au moment de saisir la langue, les mâchoires
« sont encore contractées et les dents serrées, les
« écarter en forçant avec ses doigts, si c'est possible,
« ou avec un corps résistant quelconque, morceau de
« bois, manche de couteau, dos de cuillers ou de four-
« chettes, etc., etc.

« Il est donc d'une importance capitale de continuer
« les tractions avec persistance, sans se lasser et se
« décourager, pendant un temps assez long, le résultat
« pouvant encore être obtenu après une demi-heure,
« une heure et plus, de l'emploi ininterrompu du
« procédé. » (Laborde.)

Respiration artificielle. — Cette méthode devrait
être parfaitement connue de tout le monde, à cause
des très grands services qu'elle peut rendre. Elle consiste, comme son nom l'indique, à faire faire à l'homme
inerte tous les mouvements de la respiration natu-
relle.

Coucher le noyé sur une table ou simplement *au
travers* d'un lit (fig. 10), la tête légèrement inclinée
sur le côté, la bouche largement ouverte. Se placer
derrière la tête, saisir solidement les bras à la hauteur
des coudes, les écarter du *thorax* à *angle droit*, les
amener de chaque côté de la tête et les appliquer
contre elle, les maintenir deux secondes dans cette
position. *C'est le premier mouvement* qui a pour but
de faire pénétrer l'air dans la poitrine (inspiration).

Dans un deuxième mouvement (fig. 11), on ramène
les bras sur les côtés du thorax en les appuyant assez
fortement pour comprimer la poitrine. Ce deuxième
mouvement a pour effet de chasser l'air que le premier
mouvement a introduit dans les poumons (expiration).

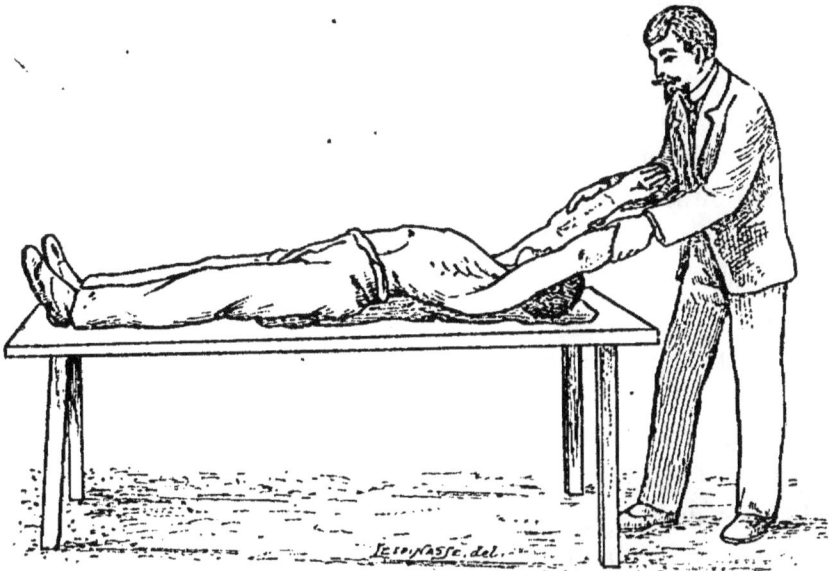

Fig. 10. — Premier mouvement.

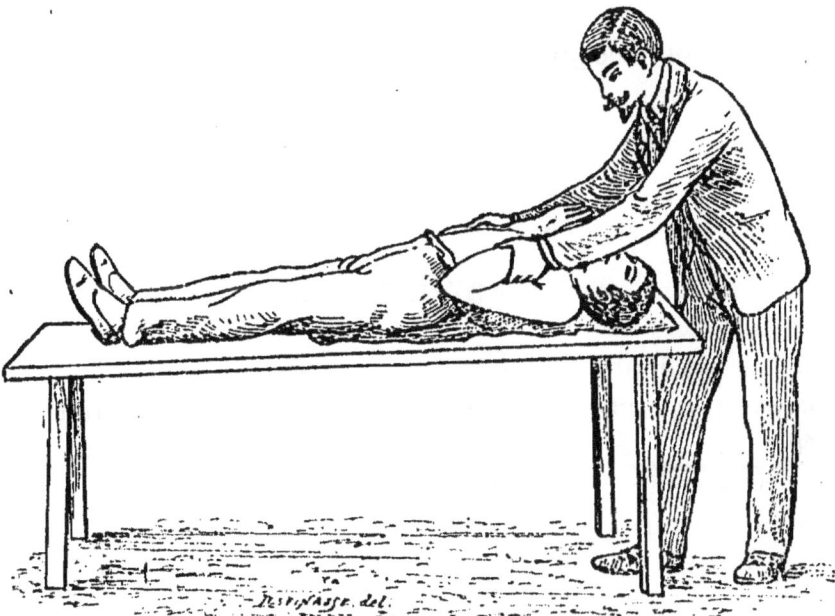

Fig. 11. — Deuxième mouvement.

On écarte de nouveau les bras, on les élève au-dessus de la tête, on les rabat et ainsi de suite, de façon à *effectuer 15 à 20 mouvements d'inspiration et d'expiration par minute*. C'est en somme la « manœuvre du soufflet ».

Si l'on dispose d'un aide, on l'emploiera à comprimer la poitrine avec le plat de ses deux mains, au moment où, dans le deuxième mouvement (expiration), on rapproche les bras de la poitrine : de cette façon, l'air est plus rapidement expulsé.

On peut encore combiner les tractions rythmées de la langue avec la respiration artificielle.

Il ne faut pas se décourager, même après plusieurs heures de ces exercices, car on a obtenu de véritables retours à la vie alors que la mort semblait certaine. La reprise de la respiration se manifeste d'abord par quelques légères contractions de la poitrine, puis, peu à peu, le rythme respiratoire se rétablit. Pendant longtemps encore il faudra surveiller le malade attentivement, et si la respiration redevenait irrégulière ou pénible, on recommencera les mouvements indiqués plus haut.

Asphyxie dans les cuves de vendanges.

Les cas de mort sont fréquents; ils sont dus à l'*acide carbonique* qui se dégage des raisins en fermentation (fig. 12). L'acide carbonique, étant plus lourd que l'air, se tient toujours au fond de la cuve; il faut donc, avant d'y descendre pour fouler le raisin, aérer la cuve avec une palette ou un linge qu'on agite. Ne jamais descendre dans une cuve où une bougie s'éteint.

En cas d'accident, il faut retirer rapidement l'asphyxié, le porter au grand air, le déshabiller, lui faire respirer de l'ammo-niaque, le frictionner avec de l'eau-de-vie, lui faire prendre une infusion de café fort. S'il tarde à reprendre ses sens, pratiquer la respiration artificielle et les tractions ryth-mées de la langue.

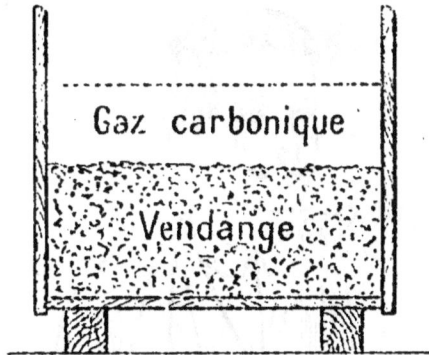

Fig. 12. — Cuve de vendange.

Asphyxie par l'oxyde de carbone se dégageant d'un poêle ou d'une cheminée fissurée.

Même traitement que précédemment.

FRACTURES

On distingue deux sortes de fractures : les *simples*, les *compliquées. Elles sont simples* lorsque la peau et les chairs sont intactes. *Elles sont compliquées* lors-qu'elles s'accompagnent de plaies ou que l'os brisé traverse la peau.

Les fractures sont, en général, faciles à reconnaître : le membre fracturé est gonflé, déformé ; la douleur souvent vive est localisée en un point et augmentée par le moindre mouvement ; le blessé est dans l'impos-sibilité de se servir de son membre. Si, dans certains cas, il peut y avoir doute entre la fracture et la forte contusion, il faut se comporter comme s'il existait une fracture.

Fracture du membre supérieur. — Si c'est l'avant-bras qui est fracturé : l'immobiliser à l'aide d'une planchette mince ou d'un fort carton recouvert de coton ; passer ensuite le membre dans une écharpe faite avec un mouchoir ou une grande serviette pliée en pointe (fig. 13).

Si c'est le bras qui est brisé, on procédera de la même façon, mais on ajoutera une deuxième serviette qui fixera

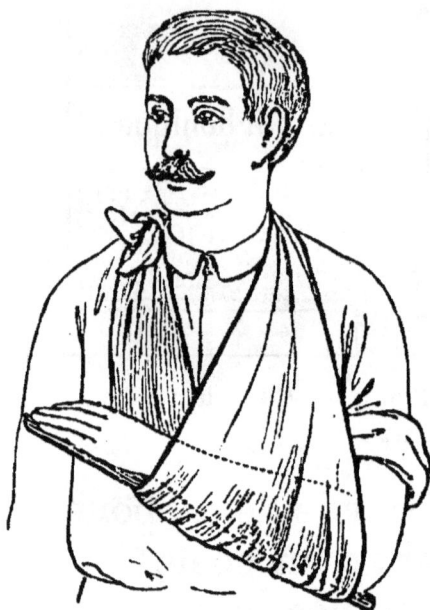

Fig. 13. — Fracture de l'avant-bras.

le membre contre le tronc (fig. 14).

Fracture du membre inférieur. — Tous les efforts doivent tendre, *par l'immobilisation*, à diminuer la douleur et à éviter le déplacement des os cassés.

Si l'on n'a rien de mieux sous la main, couper deux branches d'arbre de la longueur de la jambe fracturée, les entourer de paille, de foin ou d'herbes

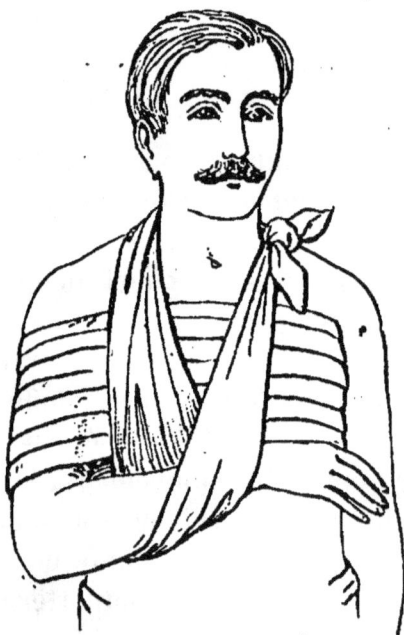

Fig. 14. — Fracture du bras.

sèches, les appliquer de chaque côté du membre et maintenir le tout avec des liens quelconques (mouchoirs de poche, lacets de soulier, ficelles) (fig. 15). Un morceau

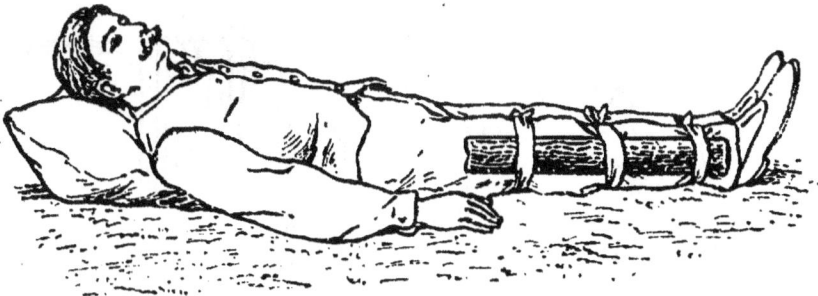

Fig. 15. — Fracture de jambe.

de chéneau de toit, dans lequel on calera la jambe avec de la mousse, constitue un excellent appareil. Plus simplement encore, on pourra lier la jambe fracturée à la jambe saine, qui formera *attelle* (fig. 16).

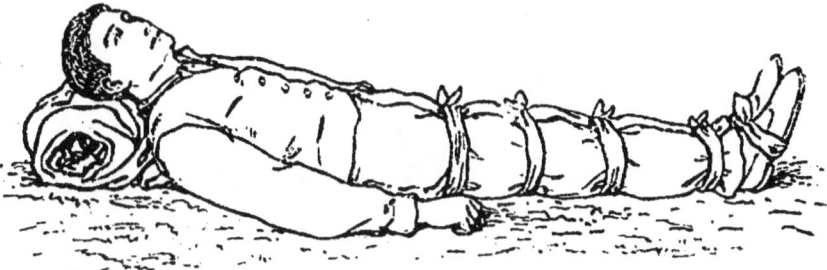

Fig. 16. — Fracture de jambe.

Transport des blessés. — Supposons le cas fréquent d'un individu qui se casse la jambe dans un endroit isolé, loin de tout secours. Que faire ? Après avoir immobilisé le membre fracturé comme il a été dit plus haut, il faut improviser une civière pour transporter le malade soit chez lui, soit chez le médecin. On coupera deux perches qu'on réunira par un sac, une paillasse dont on aura décousu les angles ; on pourra encore utiliser des vestons enfilés par les manches retournées en dedans et boutonnés ; les deux perches seront maintenues écartées par des traverses de bois. On peut encore se servir pour transporter les blessés d'échelles recouvertes de planches, de volets ou de portes (fig. 17).

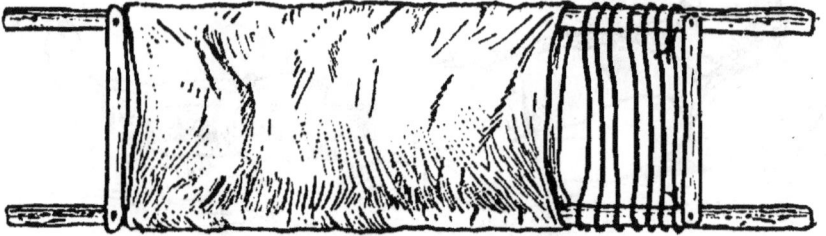

FIG. 17. — Brancard improvisé.

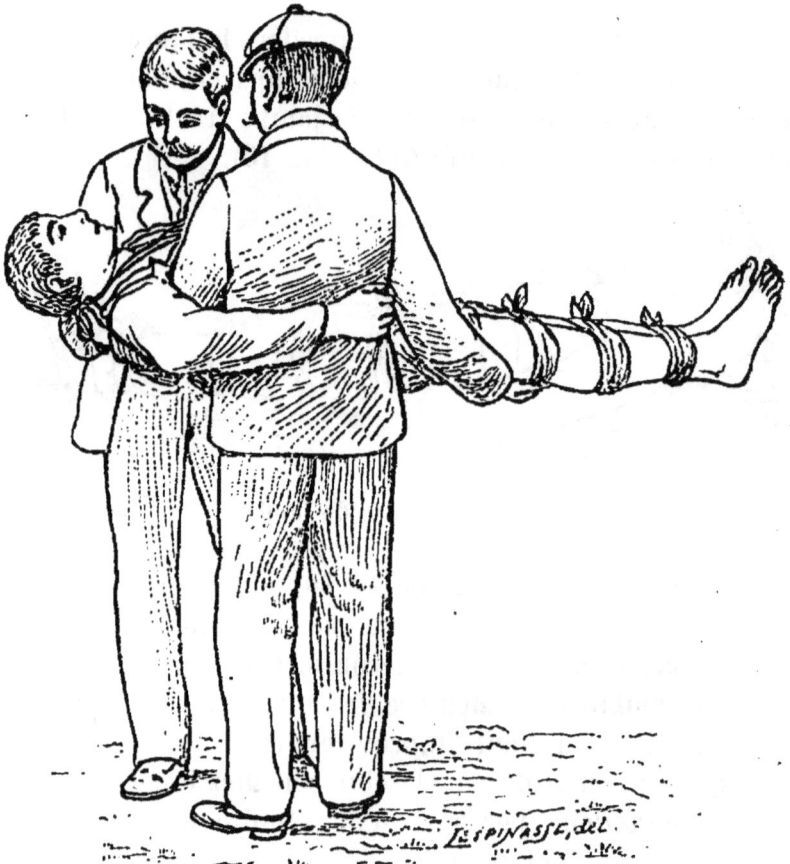

FIG. 18. — Transport des blessés.

Détails importants. — Les porteurs ne doivent jamais marcher au pas, afin d'éviter les secousses cadencées ; au commandement de marche, les porteurs de devant partent du pied droit, ceux de derrière du pied gauche.

Lorsqu'on fait monter un escalier à un malade couché dans une civière, la tête doit *passer la première* dans le cas d'une fracture du membre supérieur ; la tête *passera la dernière* dans le cas d'une fracture du membre inférieur, car il ne faut jamais que le poids du corps pèse sur le membre fracturé (fig. 18 et 19).

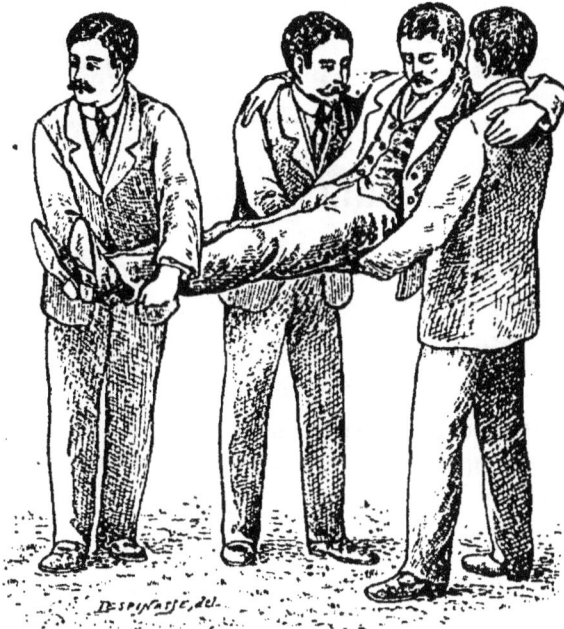

Fig. 19. — Transport des blessés.

Fractures compliquées. — Lorsque l'un des os fracturés fait saillie à travers la peau, il faut faire, en attendant le médecin, un pansement très soigné de la plaie : enlever les morceaux de vêtements et les débris de toutes sortes ; recouvrir de coton boriqué et immobiliser comme il a été dit pour les fractures simples.

CORPS ÉTRANGERS DE L'ŒIL

Lorsqu'un corps étranger (débris de charbon, paille de métal, éclat de pierre, graviers) pénètre dans l'œil, ce dernier devient rouge, douloureux, il pleure. Il faut soulever la paupière, et, si l'on voit le corps étranger, l'enlever avec un instrument qui ne risque pas de blesser : se servir du coin d'un mouchoir propre, d'une bague dite alliance, préalablement lavée ; faire un lavage à l'eau boriquée (1 %) tiède. Si l'on n'arrive pas à enlever le corps étranger, ne pas hésiter à se rendre chez le médecin, car souvent il s'agit d'un corps coupant qui s'est fixé dans l'œil et qui peut rapidement provoquer un abcès.

DURILLON FORCÉ

Les durillons sont des épaississements de la peau, spécialement des mains, produits par le frottement des manches d'outils (pelle, pioche, serpette) : ils siègent ordinairement à la racine des doigts. Il arrive souvent qu'à la suite d'un travail pénible, les durillons s'enflamment et deviennent douloureux ; il peut même se former sous le durillon un abcès qui, au lieu de s'ouvrir à la peau, fait son chemin dans la profondeur de la main en y causant de graves désordres : toute la main se prend, elle enfle, devient très rouge, très douloureuse. Il importe de ne pas attendre pour aller trouver le médecin, qui ouvrira l'abcès ; en général, ce n'est pas très douloureux et l'on évite la perte d'un doigt ou quelquefois de la main tout entière.

Éviter de passer des pommades, des onguents, qui ne font rien, sinon de faire perdre un temps précieux.

ACCIDENTS D'ORDRE ÉLECTRIQUE

Ce chapitre est dû à la plume très autorisée de M. Barbillon, Directeur de l'Institut Électrotechnique de Grenoble. Nous ne saurions trop le remercier d'avoir mis sa haute compétence au service de l'œuvre que nous poursuivons.

Transmissions d'énergie. — L'électricité est aujourd'hui répandue à profusion dans les villes et les campagnes par des transmissions d'énergie constituées par des fils aériens supportés par des poteaux en fer, en bois, en ciment armé, etc... Les transmissions d'énergie constituent de très graves dangers pour toute personne appelée à entrer en contact avec elles.

Ces courants, qui servent à alimenter les lampes électriques, les tramways, les moteurs des ateliers, etc., sont produits dans des usines dites *Stations centrales*, au moyen de *dynamos* qui empruntent leur force motrice soit à des turbines (usines hydrauliques), soit à des moteurs à vapeur ou à des moteurs à gaz (usines thermiques).

Pour ne pas trop perdre de *courant* dans ces transmissions d'énergie qui sont aujourd'hui très longues [certaines dépassent 200 kilomètres], les sociétés sont amenées [elles en ont l'autorisation administrative] à transporter cette électricité sous une très haute *tension*. On entend par là que, sans *même mettre la main sur les fils conducteurs*, et en restant à quelques centimètres d'eux, on peut être frappé par une *décharge* qui saute du fil à la victime en franchissant un intervalle d'air souvent considérable. *Conclusion* : se tenir toujours à distance la plus grande possible de ces transmissions, si l'on n'y est pas appelé par son service, et respecter tous les fils électriques aériens de quelque nature qu'ils soient.

Comment distinguer les transmissions d'énergie à haute tension, donc éminemment dangereuses, des autres qui le sont moins.

Ces transmissions aériennes dangereuses sont toujours installées très haut, sur des poteaux très résistants. Les fils reposent sur des *isolateurs* soit en porcelaine blanche, soit en porcelaine sombre, soit en verre vert. Ces isolateurs comportent presque toujours plusieurs cloches successives s'emboîtant les unes dans les autres et ressemblant à des champignons superposés.

Au contraire, les fils qui servent aux téléphones, aux télégraphes, sont montés sur des poteaux plus légers et avec des isolateurs de volume beaucoup plus restreint.

On remarque souvent dans les villages et dans les villes d'importance moyenne des lignes offrant un aspect intermédiaire entre les deux précédentes. Elles servent à l'éclairage public et privé et, sans présenter des dangers aussi graves que les lignes à haute tension, elles doivent également faire l'objet d'un respect absolu, par ce seul fait qu'un homme peut être tué par la tension qui y existe et aussi parce que, dans certaines installations, les lignes à basse tension sont montées sur les mêmes poteaux que les lignes à haute tension. Souvent des contacts se sont produits entre ces deux sortes de lignes, qui ont dès lors produit des accidents humains.

Il n'existe pas d'isolants pour les hautes tensions. — En d'autres termes, si certaines lignes ont été établies autrefois avec des fils, non pas *nus*, comme ils le sont aujourd'hui, mais *isolés*, c'est-à-dire recouverts de tresses, de coton, de guipage, d'enduit, etc., ces isolants se sont vite détériorés sous l'influence de la pluie, du vent et de la neige, et ils constituent une fausse sécurité. Tout fil électrique, même isolé en apparence, doit donc être considéré comme aussi dangereux qu'un fil nu ; il l'est même quelquefois davantage.

Nota important. — Tous les poteaux en bois ou métalliques supportant des lignes de haute tension sont pourvus d'une étiquette en fonte ou en fer émaillé, conformément aux prescriptions ministérielles, portant ces mots ou une inscription analogue : « Il est formellement interdit de monter après ce poteau » ou « Il est extrêmement dangereux... », etc...

Comment se produit un accident électrique.

L'accident peut se produire de deux façons différentes : 1° ou bien la victime, soit par son imprudence, soit à la suite d'une erreur, est entrée en contact avec la ligne elle-même, par exemple en travaillant sur le poteau. Cet accident se produit malheureusement assez fréquemment à la suite d'ordres mal compris ou mal exécutés, une société électrique faisant travailler sur ses lignes et le courant, par suite d'une fausse manœuvre, venant à y être remis.

Dans ce cas, la victime reste généralement accrochée après les fils et sa présence a pour effet de faire fonctionner, à la station centrale, des appareils de sécurité qui coupent le courant dès qu'un fait aussi anormal que la présence d'un homme sur ces fils vient à se produire. Sous aucun prétexte, et quelque douloureuse que soit cette injonction, on ne doit point toucher la victime et bien se pénétrer de cette conviction que ou bien elle est morte [ce qui arrive malheureusement assez souvent, les accidents à haute tension étant très graves] ou qu'elle n'est que brûlée grièvement et qu'un délai de quelques minutes de plus, avant une intervention motivée, n'aggravera pas son état. Toucher la victime dans ces conditions reviendrait à provoquer d'autres deuils absolument inutiles.

Dans tout village ou agglomération importante, les sociétés de transmission d'énergie ont installé des *interrupteurs* de sécurité manœuvrés par des tringles, généralement pourvus d'un cadenas, à hauteur d'homme. La clé du cadenas existe ; elle est déposée dans des endroits et chez des personnes d. `rminés, de manière à éviter les interruptions inutiles dues à la malveillance. Une précaution primordiale, que s'imposent les sociétés de transmission d'énergie, consiste, dans chaque village, à informer les habitants du point précis où ils doivent se rendre pour faire couper le courant en cas d'accident humain. C'est seulement après l'ouverture de l'interrupteur par la personne désignée, généralement l'agent de la société, que l'on doit procéder aux secours à apporter à la victime ou à l'enlèvement du cadavre.

2° Les accidents de haute tension peuvent aussi arriver par rupture d'un ou plusieurs fils qui s'entremêlent ou qui viennent à balayer le sol, à rencontrer la base du poteau et même à fouetter les passants sur la route.

Sous aucun prétexte, ne toucher à un fil pendant, de quelque ligne qu'il provienne. Un fil qui est à terre et tient encore par un bout à une ligne n'est *jamais inoffensif*. Les usines de production d'électricité sont généralement pourvues d'appareils coupant tous les courants lorsqu'un fil se rompt et vient en contact avec le poteau ou avec le sol, mais ces appareils ne fonctionnent pas toujours. Éviter, si l'on est en voiture ou à bicyclette, de passer sur un fil se trouvant à terre.

Si le fil est tombé sur le sol et continue de toucher la victime, écarter (par exception avec ce qui précède) le fil avec un bâton le plus long possible, une canne ou un outil à manche isolant (de bois par exemple), manche de pioche, de pelle, etc. Ces objets ne doivent pas *être humides*, car le sauveteur serait aussi accidenté. Toujours sans toucher à la victime, essayer si c'est possible, pour faire la manœuvre précédente, de monter sur un plancher isolant ; pour cela déposer à côté de la victime des objets solides isolants : bouteilles vides, bols en faïence, etc., à l'exclusion de tout objet en métal ; mettre dessus des planches les plus sèches possible et, de là, écarter les fils comme il est dit ci-dessus. Si la victime est couchée sur les fils, la déplacer au lieu d'écarter les fils et, avec les mêmes précautions, la pousser au besoin avec un manche de pioche, de pelle ou avec un bâton. Tâcher toujours de faire la manœuvre en restant sur le plancher isolant.

Soins à donner aux victimes d'accident d'ordre électrique. — Les accidents provenant de contact avec les lignes haute tension présentent des aspects très différents. Il est arrivé parfois qu'avec des brûlures insignifiantes des victimes étaient déjà mortes lors des premiers secours. D'autres ont subi des brûlures affreuses et y ont survécu parce qu'aucun phénomène vital n'avait été arrêté par le passage du courant. On doit donc, alors même que la situation semble désespérée, s'efforcer de rappeler la victime à la vie.

Contre l'état de mort apparente ou syncope, on emploiera tout de suite la respiration artificielle et les tractions rythmées de la langue (voir pages 19 et 20).

Pour le traitement des brûlures, voir également page 14.

SUPPLÉMENT

Il est indispensable de savoir :

Prendre la température des malades,
Appliquer des ventouses,
Placer des sangsues,
Placer et soigner un : icatoire.

———

Comment on prend la température d'un malade

Pour juger de la gravité et de la marche des maladies, *il faut prendre la température* des malades. On la prend à l'aide d'un thermomètre dit à maxima, ou thermomètre médical (fig. 20) : il diffère des instruments ordinaires en ce que la *colonne de mercure* se fixe au point marquant la plus haute température atteinte ; une fois montée, la colonne mercurielle ne redescend plus toute seule.

Le thermomètre médical est gradué de la température de 33° à 44° ; il porte un trait rouge à la division 37° qui est la température des gens bien portants.

Pour s'en servir, on saisit l'appareil par l'extrémité supérieure (opposée au réservoir de mercure, ou *pointe du thermomètre*) et on le secoue fortement jusqu'à ce que la colonne de mercure soit tombée au-dessous de

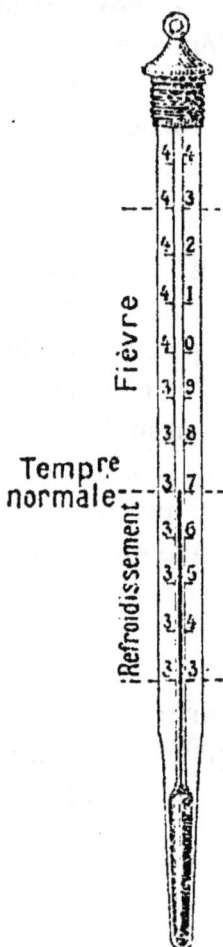

Fig. 20. — Thermomètre médical.

36 ; ceci fait, on enduit la pointe d'un peu d'huile ou de vaseline et on l'enfonce doucement dans l'anus du malade assez profondément pour que le réservoir de mercure ait disparu ; on laisse cinq minutes. Quand le thermomètre est retiré, on a, *grâce à sa stabilité*, tout le temps pour lire le degré atteint.

Si la température dépasse 37°, le malade a de la fièvre ; si elle reste à 36° et au-dessous, la température est insuffisante.

Après usage, il faut laver le thermomètre avec soin dans de l'eau froide savonneuse, pour éviter la *contamination* s'il doit servir à d'autres malades.

Les meilleurs moments pour prendre la température sont le matin, à 7 heures, et le soir, à 6 heures ; dans les cas graves, on la prend aussi à midi.

Il vaut toujours mieux prendre la température des malades dans l'*anus*, mais, dans certains cas, on peut la prendre dans le creux de l'aisselle : avoir soin de bien tirer la manche de la chemise de façon à ce que le thermomètre soit partout en contact avec la peau, et le mettre parallèlement au corps. La température prise dans l'aisselle est toujours d'un bon demi-degré au-dessous de celle prise dans l'anus ; il faut en tenir compte.

On inscrira sur un carnet les températures trouvées, car le médecin y puise d'utiles indications pour faire le diagnostic de la maladie.

Comment placer des ventouses sèches.

La ventouse est un appareil en verre ayant la forme d'une petite cloche (fig. 21), qu'on applique sur la peau et où l'on fait *le vide* de manière à provoquer un appel

de sang. On peut se servir d'un verre à boire ordinaire.
On prend donc un verre bien propre et
séché soigneusement; au fond du verre,
on place des brins de papier mou (papier
qui entoure les bougies) ou un morceau
de coton de la grosseur d'une noix
(fig. 22-I) on les allume et on applique rapidement, en le renversant, le

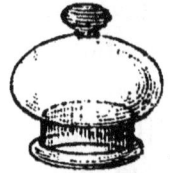

Fig. 21.
— Ventouse.

verre sur la peau de façon à ce que les bords adhèrent
partout. La flamme s'éteint *faute d'air* (on a fait le
vide) et la peau attirée par le vide se gonfle, devient
violacée, monte dans le verre (fig. 22-II, III). Le verre
adhère si fortement qu'on ne pourrait l'enlever sans
arracher la peau; pour l'enlever, on n'a qu'à déprimer
la peau (fig. 22-III) avec un doigt, en un point du bord
du verre, l'air pénètre et le verre tombe de lui-même.

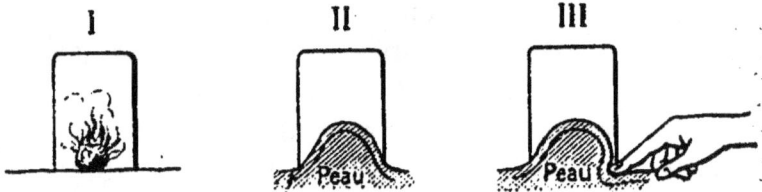

Fig 22.

Les ventouses ne doivent pas être laissées appliquées
plus de cinq à dix minutes.

L'application des ventouses est des plus utiles contre
les points de côté, les contusions du thorax, dans l'asphyxie.

Comment placer des sangsues.

Laver la surface de la peau avec de l'eau tiède; faire
glisser une sangsue dans un verre à liqueur ou mieux
dans un verre à Bordeaux, appliquer le verre contre la
peau : au bout de quelques instants, la sangsue se

collera à la peau qu'elle sucera ; on recommencera avec une autre sangsue, et ainsi de suite, jusqu'à 5, 6 ou 10, suivant l'effet qu'on désire obtenir. La sangsue se gonfle petit à petit, pendant une heure environ ; une fois gorgée, elle se détache d'elle-même et tombe.

Si pour une raison quelconque, malaise ou syncope, on veut faire lâcher la sangsue, il faut bien se garder de tirer sur elle, on produirait une plaie longue à guérir ; il suffit de projeter sur l'animal un peu d'eau salée.

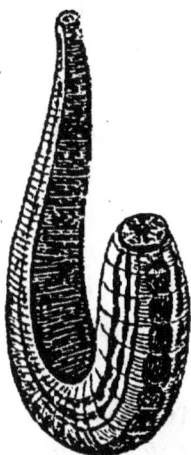

FIG. 23. — Sangsue.

La sangsue tombée, le sang continue à couler un certain temps : pour l'arrêter, faire un simple pansement compressif avec du coton boriqué ou de l'amadou ; si l'on juge que les plaies n'ont pas assez saigné, laver avec de l'eau tiède, en frottant doucement pour enlever les caillots de sang à mesure qu'ils se forment.

Comment appliquer et soigner un vésicatoire.

Le vésicatoire est un emplâtre auquel est incorporé une poudre vésicante, la *cantharide*, qui irrite la peau et produit des vésicules semblables à celles des brûlures.

Avant de placer un vésicatoire, laver soigneusement la région où l'on veut l'appliquer ; puis faire chauffer légèrement l'emplâtre et le maintenir un instant avec la main, de façon à le bien fixer. Par mesure de prudence, exiger que tous les vésicatoires aient été saupoudrés de poudre de camphre par le pharmacien : de cette façon, on évitera, ou au moins on atténuera les effets irritants du vésicatoire sur le *rein*.

On mettra par-dessus le vésicatoire des bandelettes de diachylon, on complétera par une grande bande autour du membre pour éviter que le vésicatoire ne se déplace.

Chez l'adulte, les dimensions d'un vésicatoire ne doivent pas dépasser 10 centimètres de côté, chez l'enfant le réduire à 5 ou 6 centimètres ; encore ne jamais en user sans l'avis du médecin.

La durée d'application varie entre six et douze heures chez l'adulte ; chez l'enfant ne pas laisser plus de cinq heures.

On enlèvera le vésicatoire avec précaution ; on incisera la gonfle, avec des ciseaux *flambés*, dans sa partie la *plus basse*, de façon à ce que le liquide s'écoule facilement ; puis on appliquera une feuille de coton bien propre enduite de vaseline boriquée ; enfin, recouvrir d'un pansement ordinaire qu'on renouvellera tous les deux jours jusqu'à la guérison.

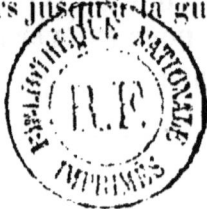

TABLE DES MATIÈRES

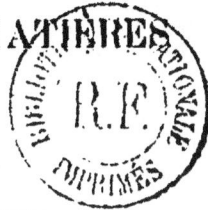

——

SUPPLÉMENT

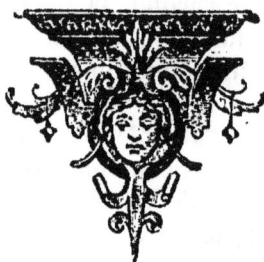

1766.— Grenoble, imprimerie ALLIER FRÈRES, cours de Saint-André, 26.

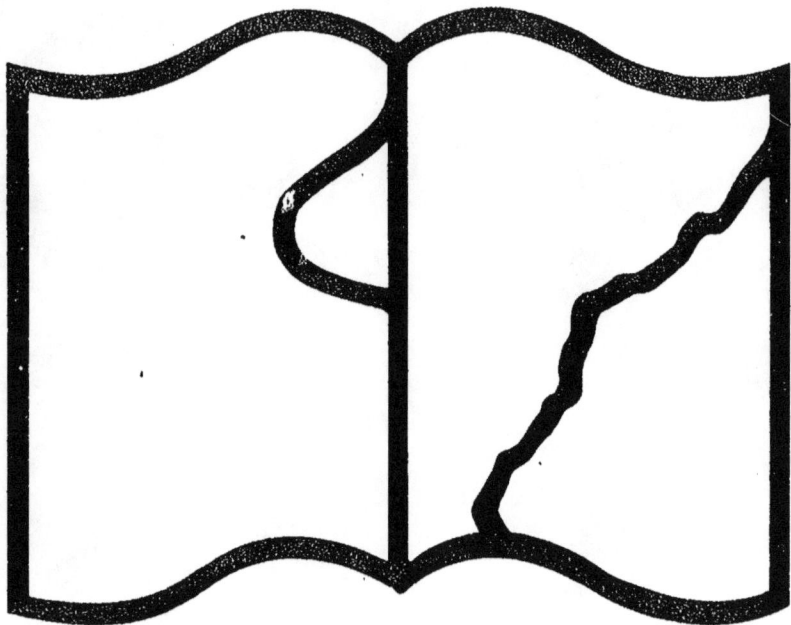

Texte détérioré — reliure défectueuse

NF Z 43-120-11

www.ingramcontent.com/pod-product-compliance
Lightning Source LLC
Chambersburg PA
CBHW071418200326
41520CB00014B/3494